AF264126

OPUSCULE

SUR

LA VACCINE,

PAR

E. P. MORLANNE,

Médecin-accoucheur à la maison de la Charité maternelle de Metz, chevalier de la Légion-d'Honneur, chirurgien honoraire des hôpitaux civils de Metz, membre aussi honoraire de la Société des Sciences médicales de Metz, associé national de la Société de Médecine de Paris, membre honoraire de l'Académie de l'Enseignement de Paris, lauréat de la Société de Médecine pratique de Montpellier, médecin des Écoles municipales, de la Salle d'asile, de la Crèche, et principal vaccinateur dans le département de la Moselle.

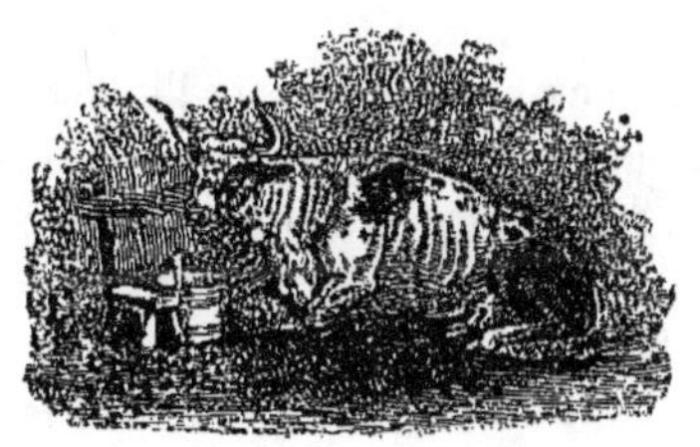

METZ.

F. BLANC, IMPRIMEUR DE L'ACADÉMIE IMPÉRIALE.

1856.

À Madame la Comtesse Malher,

Présidente de la Société de Charité-Maternelle.

———◁○◇○▷———

Madame la Présidente,

Vous avez daigné agréer la dédicace de cet opuscule ; je vous suis très-reconnaissant de cette faveur. Il présentera ainsi aux personnes qui le liront un double attrait, celui que lui donne à présent votre honorable recommandation et celui qu'inspire toujours un nouvel ouvrage. Celui-ci a un mérite particulier : il est le programme spécial de la vaccine.

Daignez permettre, s'il vous plaît, que j'aie l'honneur de vous l'offrir aujourd'hui. Vous le verrez, Madame la Comtesse, il intéresse à un haut degré tous les enfants adoptifs qui naissent au sein de notre Charité-Maternelle, et ceux aussi que votre sollicitude entretient à la Crèche.

Tous ces enfants vous sont chers : tout le monde le sait aussi bien que moi ; ils sont l'objet de vos plus tendres affections, de vos plus douces sympathies.

Oui, vous leur donnez constamment des soins bien précieux, mais en revanche et par un juste retour, vous recueillez de suaves délices qui émanent de l'innocence de ces petits enfants comme de la vive reconnaissance de ces mères attendries !

Oui, je le dis avec contentement et avec vérité, ce sont les soins empressés que vous leur donnez et la bienveillance que vous avez pour eux qui m'ont déterminé à vous dédier ce petit ouvrage dont la pratique constante et éclairée peut leur être d'une grande utilité.

C'est en cela que j'ai espéré vous être tant soit peu agréable. Du reste, vous n'en doutez pas, je m'estime heureux de partager tous ces soins avec vous et avec toutes les honorables dames patronesses de telles œuvres[1]? Vous le verrez, ce que contient cet ouvrage est à la portée de tout le monde : il est fait pour être utile à tout le monde dans la généralité des enfants naissants.

Cependant vous ne trouverez ici, Madame la Comtesse, ni la correction ni l'élégance du style qui plaît et qui charme agréablement l'esprit, ni les sublimes enseignements de la médecine qui retentissent dans les écoles ; mais vous y trouverez des préceptes pour diriger la pratique dans une opération familière, à la vérité, mais dont l'utilité est incontestable pour la conservation de tous ces petits enfants qui aspirent à la vie.

C'est à ce seul titre, je le répète, que j'ai osé vous dédier ce modeste travail ; et, dans ce travail, je n'ai eu d'autre ambition — mais une grande et noble ambition — que celle de préserver tous vos enfants adoptifs d'une maladie affreuse dont les terribles ravages affligeaient autrefois un grand nombre de mères de famille.

C'est par cela même que j'ai conçu le doux et flatteur espoir que vous daignerez l'accueillir favorablement ainsi que l'hommage du profond respect avec lequel

Je suis,

Madame la Comtesse,

Votre très-humble et très-obéissant serviteur,

MORLANNE,

Médecin-Accoucheur,
Chevalier de la Légion-d'Honneur.

[1] La Charité-Maternelle, les Salles d'Asile et la Crèche.

PRÉFACE DE L'AUTEUR.

La médecine est l'art de conserver l'homme en parfaite santé et de prolonger son existence le plus que possible. Pour y parvenir, il faut prévenir ou guérir les maladies qui le menacent; et pour les prévenir, il faudrait remonter aux causes qui peuvent les produire; mais la plupart nous sont encore inconnues. Et parmi d'autres que nous connaissons, la santé et la vie de l'homme sont nécessairement compromises; car, il faut en convenir, sa condition dans l'état de civilisation ne lui permet pas de s'y soustraire.

Or, de toutes les maladies qu'il nous est donné de prévenir, il en est une très-grave, c'est la petite vérole naturelle. On peut la prévenir ou s'y soustraire bien avant son apparition cependant : c'est par le moyen de la vaccine. Ce fait ne peut plus être mis en doute, malgré les observations d'un grand nombre d'adversaires qui se sont élevés contre elle. Mon intention n'est point de traiter un sujet aussi important dans toute son étendue, car il est susceptible d'un immense développement : des praticiens instruits, zélés et consciencieux, s'en sont occupés avant moi, mais aussi avec moi. On le sait les ouvrages de médecine ne sont point répandus au sein des populations, et c'est cependant là qu'il faut éclairer, instruire et pratiquer. Cet opuscule, sous un volume bien minime, renfermant cependant ce qu'il est essentiel de savoir et de faire, peut évidemment être d'une grande utilité. Je me suis arrêté aux points de pratique sans aller plus loin ; je n'ai pas même voulu apporter à cette œuvre un temps suffisant de correction ! non sans doute, et je n'ai point suivi le conseil d'Horace qui prescrit des années pour voir et revoir, corriger et retoucher un ouvrage :

Nonumque prematur in annum.

Je le donne pour être utile particulièrement aux personnes qui vaccinent dans les campagnes, où cette opération est parfois très-multipliée et toujours assez difficile et incorrecte.

J'avouerai ici sans aucune prétention ni amour-propre, que la vaccination est du domaine de la chirurgie comme de la médecine. C'est une opération qui, dans plusieurs circonstances, a une importance toute particulière, elle mérite une grande attention ; puis elle exige certaines règles qu'il n'est pas donné à tout le monde de bien observer. Il faut le dire aussi, la vaccine est devenue familière ; mais je le dis avec regret, par sa familiarité elle a perdu de son crédit et de sa vertu !

J'ajouterai, enfin, que j'ai cru inutile de produire ici des tableaux synoptiques et statistiques que je rédige chaque année, constatant le nombre des vaccinés, les cas de petite vérole observés, et d'autres affections qui apportent ici parfois de graves complications : ce travail, chaque année, est adressé à l'Académie impériale de médecine ; il est placé alors dans le rapport général sur les vaccinations pratiquées en France et se trouve compris dans les études et dans le travail de cette éminente société.

Quant à ce qui est particulier dans les localités, il suffira de dire que la vaccine se pratique de huit jours en huit jours ; que dans le cours de cette octave on visite les vaccinés avec soin, on prescrit le traitement, on obvie aux accidents qui se manifestent quelquefois, on connaît les sujets propres à la transmission du vaccin, on fait un choix, on en prépare d'autres pour le recevoir : telle est l'occupation pour ainsi dire diurne à laquelle on emploie un temps marqué dans le cours des années, des mois, et cela depuis quarante ans. C'est certainement une obligation de vacciner tous les enfants, c'est le seul moyen d'éviter les foyers de la petite vérole et de lui ôter sa propriété d'ambiante. Que n'en est-il de même de toutes les affections morbifiques? On reculerait ainsi le terme de l'existence qui, pour la pluralité des hommes, est certainement prématuré.

Mais aussi cet opuscule médical trouvera peut-être, comme tant d'autres, des adversaires. Je ne dissimule pas l'infériorité de cet écrit, je ne le donne pas pour scientifique, mais comme un manuel à consulter dans le cours des vaccinations : il est le fruit de quarante années de méditations et d'observations, et, à ce titre, je le crois digne d'indulgence. Au reste, on entend par critiques ceux qui examinent et qui jugent les ouvrages de l'esprit : celui-ci est tout matériel comme son objet, et au surplus son infériorité le rend inaccessible aux traits de l'envie; d'ailleurs, si quelqu'un, en l'examinant, pouvait y trouver une fausse application de principes, il peut la signaler; mais, en revanche, qu'il émette des propositions avantageuses et pleines de vérités essentielles ou tant soit peu utiles.

On convient qu'il y a ici des redites, des articles déplacés, des transpositions, des incohérences enfin, peut-être encore des contradictions; mais il y a de l'enseignement et c'est tout : et cet enseignement a été dicté par un sentiment d'humanité pour des enfants qui, sans ce secours promptement apporté, périraient infailliblement dans le cas d'épidémie de la petite vérole.

OPUSCULE

SUR

LA VACCINE.

Son inoculation. — Ses effets. — Sa salutaire influence contre les épidémies de la petite vérole. — Elle est exempte de contagion. — Elle doit être généralement adoptée. — Divers cas d'observations pratiques. — Accidents. — Traitement.

> « Le moindre travail et le plus obscur
> » dévouement à l'humanité, quoique li-
> » mités par la nature des choses mortelles
> » de ce monde ne seront pas perdus pour
> » *l'être humain*, car interrompus ici-bas
> » par la condition périssable des choses
> » humaines et par la défaillance de la vie,
> » ce travail et ce dévouement profiteront
> » ailleurs : dans les régions de l'éternité,
> » de l'absolu et de l'infini ; profiteront
> » enfin devant Dieu ! »
>
> M. DE LAMARTINE.

La vaccine est une affection singulière, insolite, nouvellement connue et adoptée par les médecins; essentiellement propre aux vaches de tous les climats, parmi lesquelles elle est épidémique, on la communique à l'homme par inoculation : il ne peut la contracter ni par les miasmes répandus dans l'air, comme les autres affections exanthèmes, ni par le contact d'individu à individu. Mais ensuite son principe essentiel, son ca-

ractère spécial et normal est indéfinissable, surtout quant
à ce qui concerne sa transmission sur l'homme. Cependant, pour en donner une notion explicite autant que
possible, on : dit la vaccine est un exanthême qui se déve-
loppe artificiellement sur la peau par des pustules d'une
forme régulière, spéciale, exacte et dissemblable de toutes
les autres qui peuvent se montrer à la surface du corps
humain, et qui a cela de particulier que dans l'apparition
de ces mêmes pustules qui lui sont propres, on remarque
qu'elles sont rondes, applaties et essentiellement discrètes ; enfin, ce qu'il y a de particulier encore et qui
différencie la vaccine de toutes les autres éruptions cutanées, c'est qu'on obtient, par des piqûres très-superfi-
cielles, faites avec un instrument pointu chargé de vaccin,
on obtient des pustules numériques, apparaissant stricte-
ment au lieu où ont été pratiquées les piqûres, des
pustules qui s'élèvent graduellement sur la peau et y
déterminent, au bout de huit à dix jours une inflammation
très-prononcée, semblable par fois à celle de l'anthrax :
il n'y a point ici de d'exanthèmes spontanés ou illimités
comme dans les autres affections éruptives qui ont leur
principe essentiel dans l'absorption qu'en a faite tel ou
tel individu. Ici le principe vient du dehors, il est com-
muniqué à l'homme par inoculation et jamais autrement :
voilà la vaccine.

Tout ce que nous connaissons et tout ce que nous
savons par une grande expérience, c'est que la vaccine
est un préservatif assuré, constant et infaillible de la
petite vérole naturelle.

S'il y a des cas contraires à ces assertions, c'est le fait
des individus et non celui de la vaccine. Après l'insertion
du virus-vaccin sous l'épiderme, car c'est là où il doit être
déposé, il y a un temps d'incubation de trois ou quatre
jours, bien rarement il y en a davantage : après cela il se

manifeste un point rouge, peu sensible d'abord, puis c'est une pustule qui acquiert dans l'espace de cinq jours le volume d'une petite lentille.

Il y a donc dans l'incubation un travail secret, inconnu, inappréciable, puis encore une élaboration du principe qui a été déposé là; et il est à remarquer que son développement successif ne se fait qu'autant que le tissu sur lequel il a été déposé a de la souplesse, de la chaleur, de la vie enfin.

De plus, il faut dans chaque sujet une disposition spéciale qui lui permette de surgir; d'autre part, on a remarqué que le développement de la vaccine est très-lent pendant l'hiver et qu'il est au contraire plus actif et quelquefois précipité dans les saisons tempérées ou très-chaudes. On a remarqué aussi que quelques individus n'acceptent point la vaccine par l'inoculation, cette opération n'a eu de succès chez eux qu'après avoir été réitérée trois ou quatre fois à diverses époques de la vie et dans des saisons variées; d'où il faut se persuader que la vaccination doit avoir lieu dans la première enfance, et que pour la faire réussir sur des adultes, il faut un régime et un appareil opératoire tout différent de celui qui convient aux enfants : sans cela point de succès. L'observation prouve aussi qu'une portion trop exiguë de fluide-vaccin, placée çà et là, n'acquiert qu'un développement très-tardif.

A peine, au bout de huit jours, voit-on dans ce cas le point rouge préliminaire de la pustule et par conséquent la progession de cette affection est très-lente; car alors les pustules ne présentent leur forme normale et régulière que douze ou vingt jours après celui de l'inoculation : on est frappé du même fait si le tissu de la peau est sec, âpre, dartreux ou dépourvu de sensibilité : tel est par exemple le bras d'un individu qui est au-delà de la virilité , et c'est par cette raison que l'inoculation du vaccin ne réussit pas, ou bien difficilement, sur tel ou tel adulte ; et si néanmoins il y a eu quelques succès le fluide qui se trouve dans les pustules n'est point propre à la transmission. Le prurit qui suit l'inoculation chez quelques sujets, détruit dès les premiers instants tout le principe vaccinal, s'oppose ainsi au développement régulier de la vaccine, et ne produit souvent que de petits ulcères que l'on a improprement appelés *fausse vaccine.*

Si, néanmoins, par un sentiment de sécurité ou par inadvertence, le fluide est transmis, il n'a qu'un effet accidentel, sans forme et sans caractère positif. Il y a plus, nous avons remarqué sur plusieurs sujets vaccinés un long retard dans le développement des pustules lorsqu'une maladie, telle qu'une fièvre éruptive ou intermittente venait coïncider avec la vaccine ; les pustules alors sont minimes et l'inflammation est très-restreinte, quelquefois nulle. Enfin on a vu des cas où elle a été détournée parce que le principe vital était appelé sur un autre point, comme dans un cas de passion iliaque, où les viscères abdominaux étaient tourmentés par des contractions incessantes, inaccoutumées et funestes enfin ! Dans cette circonstance toute exceptionnelle, cinq pustules se sont développées tardivement, et se sont desséchées dépourvues d'inflammation.

Par les motifs allégués ci-dessus on voit combien est grande l'erreur de quelques praticiens qui vaccinent d'adultes à adultes : il est certain que le fluide pris sur de tels individus ne procure qu'une vaccine débile, sans caractère essentiel, anormal enfin et qui conséquemment ne peut préserver de la petite vérole. De là viennent sans contredit ces cas par fois si fréquents de petite vérole après des vaccinations que l'on a crues légitimes ; voilà aussi, de là, un détriment notable apporté à la vaccine, entre plusieurs autres. On peut ajouter ici une observation constatant que la vaccine doit être renouvelée au moins deux fois par année, en recueillant le coupox sur la vache même ; car la vaccine s'affaiblit par une transmission indéfinie. Il y a donc pour le succès de la vaccine et dans l'intérêt de l'humanité une sérieuse et continuelle étude à faire dans sa transmission sur l'homme, et ensuite dans son apparition sur la vache ; car là est le vrai coupox, là est son principe vital et normal : il faut l'étudier dans ses variétés, dans ses caractères primitifs et essentiels, dans son altération, enfin ; de même aussi dans la disposition des sujets sur lesquels on la transmet ; sans cela ses succès sont éphémères, et les plaintes de ses détracteurs se trouvent justifiées à son grand détriment.

Ainsi une longue expérience des faits nous porte à conclure de là que c'est dans la première enfance qu'il faut pratiquer la vaccine ; à cette époque de la vie, le tissu de la peau, sa souplesse, son extrême sensibilité prêtent facilement leurs concours à l'inoculation, et dans ce cas le phlegmon vaccinal, seul accident redoutable, est moins fréquent ; mais s'il survient, il est presque toujours la conséquence d'un traitement irrégulier, mal concerté ou négligé, ainsi que nous l'avons expliqué dans plusieurs rapports sur cet intéressant sujet.

On n'apprendra pas sans intérêt sans doute que le vaccin de l'homme peut être transmis sur la vache, l'expérience en a été faite plusieurs fois avec le plus grand succès : et de là on a de nouveau porté ce fluide sur des enfants. Quelques personnes ont pu croire qu'il avait alors une qualité supérieure : il n'en est rien ; cependant la pustule-vaccine reprend sa forme normale et primitive ; car tandis que les pustules vaccinales sont applaties sur le bras d'un enfant, elles ont, au contraire, une forme conique sur le trayon de la vache, et c'est à sa base qu'il faut pratiquer une petite incision pour en recevoir le fluide, qui doit être limpide et visqueux comme est celui du coupox primitif; dans cette transmission du fluide-vaccin sur un enfant, nous n'avons pas remarqué de différence essentielle; s'il y en a, tout cela tient au procédé opératoire et à la disposition des sujets.

Quant à la petite vérole coïncidant avec la vaccine, il est à remarquer qu'un sujet contractant la petite vérole dans le cours de sa vaccination présentera souvent des caractères ou accidents spéciaux, c'est-à-dire une plus grande activité inflammatoire qui marchera concurremment avec les phases de la petite vérole; et alors les pustules vaccinales auront plus de surface, le bourrelet qui les entoure sera plus élevé et elles paraîtront se réunir par un contact plus immédiat, le vacciné sera affecté d'une fièvre aiguë et continue; enfin elles subsisteront plus longtemps après la desquamation des pustules varioloïdes. Ici ce qu'il y a encore de plus remarquable, c'est que le fluide contenu dans les pustules vaccinales sous l'influence de la petite vérole, étant inoculé sur de jeunes enfants, ne produit que la vaccine, mais aussi dans son état normal le plus prononcé. Conséquence inévitable de deux éruptions cutanées réunissant entr'elles une très-grande inflammation.

Il faut que l'on sache aussi qu'il y a un terme où la vaccine doit préserver de la petite vérole les sujets vaccinés, mais ce terme est plus ou moins éloigné ou plus ou moins rapproché suivant les dispositions de ces mêmes sujets vaccinés, suivant leur âge, leur genre de vie, de travail et encore d'après les variations de l'atmosphère. Dans les cas d'épidémie de la petite vérole, il faut de quarante à cinquante jours : nous avons inoculé la petite vérole à deux enfants d'un an, dans cet espace de temps, elle a surgi avec une marche régulière et toutefois modérée, et après soixante jours de vaccination nous l'avons également inoculée à deux enfants d'un an, il n'en ont point été atteints.

Ainsi on peut présumer que dans les cas d'épidémie de petite vérole, la vaccine opérée subitement ne peut préserver de la contagion, ceci soit dit relativement au plus grand nombre de sujets. De même encore on peut conclure de ce qui vient d'être dit, qu'il faut devancer de plusieurs semaines à deux mois l'invasion des épidémies pour assurer la réussite complète de la vaccine.

Il s'ensuit de ces diverses considérations, qu'il faut vacciner à deux différentes époques de l'année, au printemps et à l'automne, et diviser les petits enfants par âge et par catégories : ainsi vacciner ceux de quatre mois ou un peu plus tôt après la naissance : l'âge de dix mois, enfin, serait le terme de rigueur ; et là on profiterait des circonstances les plus favorables à la vaccine.

On a remarqué qu'il y a des praticiens qui refusent de vacciner les enfants affaiblis par maladie ou ceux qui sont affectés de cachexie, soit scorbutique, soit rachitique, ou même syphilitique : sans les blâmer dans leur opinion, ces sortes de cas n'excluent point la vaccine ; car pour eux elle sera toujours bénigne, et puis on doit s'occuper à restreindre le plus possible les foyers de la contagion. Du reste, ne voit-on pas que de tels sujets sont dans un état d'atonie et de langueur ? l'expérience journalière nous apprend que les accidents inflammatoires et autres dérivent le plus souvent de la force et du tempérament des individus, ce qui est contraire dans l'état de tels sujets.

Au reste, tout accident fâcheux que l'on peut reprocher à la vaccine ne vient point de sa nature, mais bien de celle des individus qui ont reçu sa transmission ; et après que l'on a étudié le principe général de son apparition et médité cette simple proposition : *la vaccine préserve de la petite vérole,* c'en est assez pour l'adopter. Maintenant pour en apprécier tous les avantages il faut considérer tout ce qui se passait il y a un demi-siècle et au-delà ; il y avait alors, à de courts intervalles, des épidémies de petite vérole, qui comme la peste, frappaient dans une ville ou village un grand nombre d'enfants à la fois et laissaient vides toutes les crèches : ni les soins les plus assidus de la famille, ni le traitement du médecin ne pouvaient guérir le plus grand nombre des malades qui étaient rapidement emportés par un souffle pestilentiel ! Ainsi telles étaient les petites véroles confluentes, et mêmes celles appelées discrètes, où les sujets périssaient sous l'influence de la résorption du pus variolique.

Quant à l'inoculation de la petite vérole, assez rarement employée autrefois, voici ce que l'on peut en rapporter : le pus variolique inspire au médecin qui doit l'inoculer, une certaine répugnance ; en effet, c'est dans la période la plus aiguë de la maladie qu'il faut le recueillir ; c'est dans des pustules d'où découle une lave sordide et infecte, c'est par fois un pus sanieux et fétide, mêlé avec des fluides hétérogènes plus ou moins viciés et altérés par la décomposition du sang et des tissus sur lesquels se sont développées les pustules ; et souvent alors, avant le temps marqué pour l'incubation, il se manifeste des symptômes redoutables : tels que céphalalgie, fièvre aiguë, mouvements convulsifs des membres ; enfin, trop heureux le praticien quand il n'a à observer qu'un trouble éphémère dans les fonctions vitales !

Le virus-vaccin, au contraire, n'est point à l'état de pus lors de son inoculation : c'est un fluide diaphane, rare dans la pustule, visqueux, sans odeur et sans saveur et se desséchant promptement. Une portion minime de ce fluide ne produit d'abord aucun phénomène sensible, aucune altération dans la santé; après, le traitement est des plus simples; la première apparition de la pustule n'inspire aucune crainte, aucune défiance : sa marche est régulière. Enfin cette pustule est belle, elle est blanche, elle est argentée comme la nacre de perle; ses bords, un-peu élevés sur la peau, offrent sur leur contour des stries multiples qui forment un léger bourrelet : c'est en divisant ce bourrelet que l'on obtient le vaccin : on doit l'employer de suite; si on néglige cette précaution, bientôt il s'altère et l'opération n'a aucun effet. On observe aussi que si le vaccin est dépourvu de toutes ces conditions, et encore s'il est abondant, il ne produit aucun résultat.

Pour terminer tous ces documents, il convient de le répéter ici : il faut un traitement après l'inoculation de la vaccine, et ce traitement doit être antiphlogistique. Il faut favoriser l'absorption du virus-vaccin par l'application de topiques froids et résolutifs, éviter avec soins la desquamation des croûtes vaccinales avant leur parfaite dessication : et encore ne point déterminer la suppuration de ces mêmes croûtes, qui, après, cause nécessairement des ulcères dont on obtient difficilement les cicatrices.

Aujourd'hui donc une simple piqûre, un bien faible stigmate rend tous les enfants invulnérables aux atteintes d'une si redoutable maladie. On peut conclure de tout ce qui est indiqué et expliqué dans cet opuscule sur la vaccine, combien il importe de suivre une marche régulière dans sa pratique; d'observer, ensuite, que ce virus ne se confond point avec d'autres qui prédomineraient tel ou tel individu; enfin que son efficacité se trouve essentiellement dans ceux qui sont aptes à le recevoir. Il est incontestable que tous les exanthêmes sont modifiés par les diverses constitutions et par les influences de l'atmosphère.

En effet, qui n'a pas vu des cas d'inoculation de petite vérole pratiquée sur des sujets du même âge et dans le même temps offrir une grande disparité dans l'éruption? ainsi l'un avait une petite vérole confluente, tandis que l'autre en avait une bénigne et parfaitement discrète.

Après tout, c'est donc dans la première enfance que la vaccination doit avoir lieu. Après cette époque les enfants sont sujets à bien des indispositions qui résultent souvent des traitements qu'ils ont à subir; ainsi aujourd'hui tout le monde sait que la plupart des enfants sont encore garottés dans leurs maillots et prisonniers dans leurs berceaux. Que résulte-t-il des efforts qu'ils font pour conquérir leur liberté? Ils poussent des cris et des gémissements inutiles qui aggravent les accidents qui sont la suite d'une si mauvaise éducation physique; car enfin les enfants éprouvent alors la compression des organes essentiels à la vie, compression évidemment nuisible à leur développement!

Mais de meilleurs temps viendront sans doute pour eux, à mesure que la raison de l'homme se perfectionnera. Ce sont là les vœux des médecins, et aussi ceux de tous les hommes éclairés : puissent-ils se réaliser bientôt!